T 163
Te 1523

HISTOIRE

TOPOGRAPHIQUE ET MÉDICALE

DES EAUX THERMALES

DE SAINT-HONORÉ.

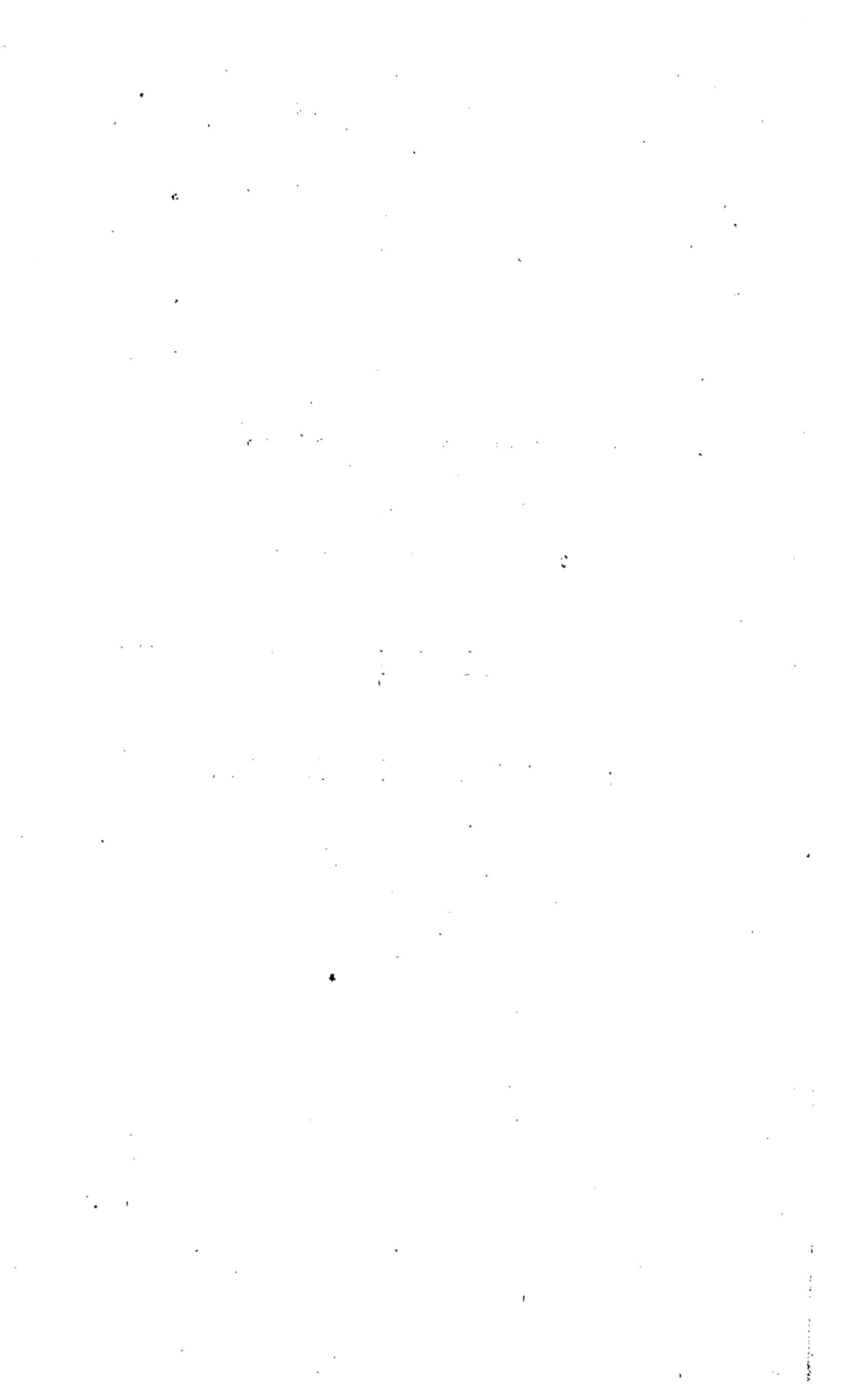

ESSAI

TOPOGRAPHIQUE, HISTORIQUE ET MEDICAL

SUR

LES EAUX THERMALES

DE SAINT-HONORÉ,

DÉPARTEMENT DE LA NIÈVRE.

PAR G. F. PILLIEN, MÉDECIN.

Multa renascentur quæ jàm cecidere.

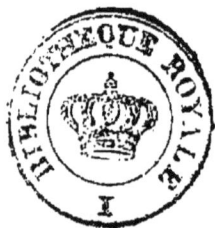

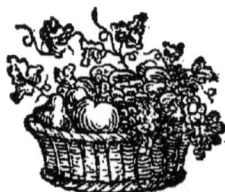

A AUXERRE,

DE L'IMPRIMERIE DE J. P. LE COQ.

1815.

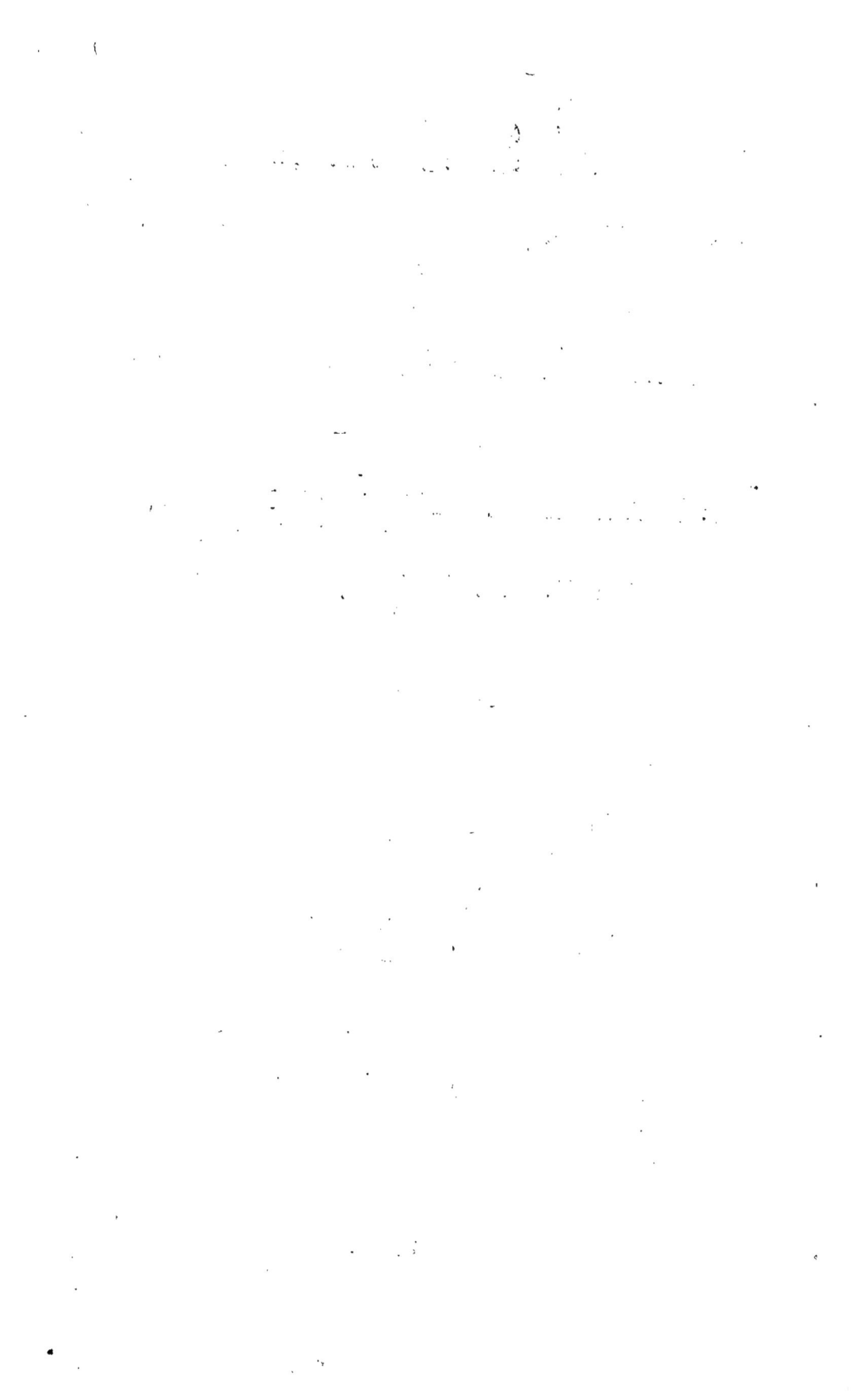

ESSAI

TOPOGRAPHIQUE, HISTORIQUE ET MÉDICAL

SUR

LES EAUX THERMALES

DE SAINT-HONORÉ.

LE bourg de SAINT-HONORÉ, qui donne
son nom aux eaux thermales dont nous allons
nous occuper, appartient au département de
la Nièvre. Il est situé à treize lieues *est* de
Nevers, huit *ouest* d'Autun, quatre *sud-ouest*
de Château-Chinon, sept *nord* de Bourbon-
Lancy, dans les montagnes du Morvant, dont
la chaîne confine à la Bourgogne. Il est borné,
dans sa partie orientale, depuis le sud jusqu'au nord, par des montagnes plus ou moins
élevées, à la distance d'une demi-lieue à une
lieue. La partie occidentale au contraire est

1

découverte; elle offre une vue fort étendue et très-agréable.

Mille individus, ou environ, composent la population de ce bourg. Les habitans, en général, sont d'un commerce facile et doux; ils sont patiens, industrieux : leur figure est ouverte et spirituelle. Les hommes, d'une stature élevée, ont une constitution forte et robuste; les femmes ont de la fraîcheur; leur taille est avantageuse ; elles sont fécondes, bonnes mères de famille et très-laborieuses. Les mariages y sont heureux, les familles très-nombreuses; les enfans présentent tous les signes de la vigueur et de la santé. On n'y connait ni scrofules, ni rachitisme, ni vice de conformation. On y voit beaucoup de vieillards : plusieurs comptent de quatre-vingts à cent ans; quelques-uns même ont commencé leur second siècle; tous sont exempts de la plupart des infirmités qui forment le triste lot du dernier âge.

Les vents d'est et du midi dominent à Saint-Honoré, aussi est-il très-rare d'y éprouver le froid que semble faire craindre sa situation. La température y est généralement agréable; elle est beaucoup plus douce que celle des lieux circonvoisins.

L'air y est vif et pur; chargé, pendant la
belle saison, des parfums de mille fleurs odo-
rantes, il répand le plaisir avec la vie: jamais
il n'a servi de véhicule aux miasmes destruc-
teurs; c'est un baume salutaire pour tous
ceux qui le respirent. Les épidémies, ces
fléaux de l'humanité, n'y exercent jamais
leurs ravages. Si quelques maladies isolées
osent se montrer de loin en loin, elles sont
légères et peu dangereuses; enfin, à moins
d'un accident, chacun arrive tranquillement
et sans douleur au terme qui lui a été assi-
gné par la nature.

À côté des eaux minérales, jaillit, du sein
de la montagne, une source d'eau commune;
elle est de la meilleure qualité. On peut s'en
convaincre, sans avoir besoin de recourir à
l'analyse: il suffit de voir le teint fleuri des
habitans qui en font leur boisson ordinaire.

La vigne prospère à Saint-Honoré: le vin
qu'on y récolte est plein de feu; plus d'une
fois il a passé pour du Bourgogne. Si ce dernier, par hasard, obtient les honneurs d'une
préférence, que le gourmet soit sans inquiétude; il peut être promptement satisfait: la
proximité de la ville d'Autun rend les trans-
ports sûrs et faciles; aussi cette provision ne

manque jamais dans le Morvant. Le gibier et la volaille y sont très-abondans : ces viandes, d'un goût délicieux, sont bien propres à stimuler l'appétit languissant ; elles ont bientôt réparé les forces du débile convalescent. On y pêche beaucoup de poisson ; il est excellent : la truite sur-tout, bien digne de figurer sur la table du gastronome, peut encore offrir quelques jouissances au malade le plus dégoûté.

HISTOIRE

TOPOGRAPHIQUE ET MÉDICALE

DES EAUX DE SAINT-HONORÉ.

La source des Eaux thermales de Saint-Honoré jaillit par différens endroits très-rapprochés, à l'ouest de ce bourg , dans la partie inférieure d'une petite montagne granitique sur laquelle il est bâti. Elle a l'aspect du midi. On peut évaluer, à quatre pouces , le volume du jet qu'elle fournit. Cette eau prend son cours à l'ouest, et va se perdre dans la Loire. Elle est claire et sans couleur; elle a une odeur sulfureuse ; sa saveur est à peine sensible ; sa pesanteur spécifique n'a pas offert une différence appréciable par les meilleurs instrumens, d'avec celle de l'eau ordinaire; sa chaleur est de 27 dégrés au thermomètre de Réaumur, et de 33 dégrés $\frac{1}{4}$ du thermomètre centigrade ; les variations atmosphériques ne paraissent pas exercer la moindre influence sur sa température.

Cette fontaine jouissait, dans l'antiquité la plus reculée, d'un haut dégré de vénération. Depuis long-temps les Druïdes, à l'aide des ruses de leur ministère, trafiquaient de ce moyen de guérison. Ils étaient en possession du privilège exclusif de lever un impôt sur la faiblesse et la douleur, lorsque les Romains firent la conquête des Gaules. Ces vainqueurs, habitués aux bains chauds de l'heureuse Italie, et jaloux de trouver les mêmes jouissances dans les lieux qu'ils soumettaient à leur domination, sentirent bientôt tout le prix de la source qu'ils venaient de découvrir. Ils y formèrent des établissemens magnifiques, dans lesquels la commodité s'alliait avec la solidité. Des bassins furent creusés; ils élevèrent des édifices : ils percèrent des routes (1). Rien de ce qui pouvait servir au plaisir, et contribuer au maintien comme au rétablissement de la santé, ne fut oublié. Ces bains alors devinrent un rendez-vous que fréquentaient, chaque année, des malades des deux sexes, des citoyens de toutes

_____

(1) Il reste encore des parties bien conservées, de ces routes romaines. Quelques-unes sont considérables ; on en rencontre dans différentes directions, de Saint-Honoré à Autun, Decise, Luzy, Bourbon-Lancy, Château-Chinon. On pourrait, avec peu de frais, rendre tous ces chemins très-praticables en toutes saisons.

les classes. On y venait de très-loin chercher un remède aux maux contre lesquels avaient échoué les moyens ordinaires, et rarement on était trompé dans ses espérances. Si l'on en croit Aimoin, les vétérans des légions que César laissa dans le Nivernais, sous le commandement d'Antistius - Réginus, furent guéris d'une lèpre hideuse par le secours de ces eaux.

Il est probable que Probus s'y rendit pendant son séjour dans les Gaules. On a trouvé, à Saint-Honoré, plusieurs médailles de cet empereur romain qui, sans le plus lâche des assassinats, aurait réalisé le beau rêve de l'homme de bien : *il voulait rendre le peuple heureux.* Les Gaulois lui durent la liberté illimitée de planter des vignes. Vespasien l'avait déjà permis, mais à de certaines conditions.

L'empereur Constantin vint aussi visiter ces bains fameux, pendant les voyages qu'il fit à Châlons-sur-Saône. Les bienfaits qu'il répandit dans le pays, semblent prouver qu'il se servit de ces eaux, et qu'il obtint de leur usage tout le succès qu'il s'était promis.

Tous les monumens érigés par le besoin ou par la reconnaissance ont disparu. Ils

étaient faits pour braver l'avidité des siècles ;
ils n'ont pu résister à la fureur aveugle des
Sarrasins. Un bourg a pris la place d'une
ville qu'on dit avoir renfermé quinze mille
habitans ! . . . . .

Depuis cette époque de la plus affreuse dé-
vastation, les eaux coulaient à travers les
ruines; on les voyait sortir, par plusieurs
filets, des divers points de la source prin-
cipale : la réputation dont elles avaient joui,
ensevelie avec elles sous les décombres, semblait condamnée à un éternel oubli, lorsqu'elle commença à se relever. On en parla
d'abord parmi les habitans; bientôt on s'en
occupa dans les pays voisins. Quelques malades, enhardis par les succès merveilleux
dont ils étaient journellement témoins, venaient tous les ans à Saint-Honoré; ils pre-
naient les eaux sans autre guide qu'une
routine consacrée par le temps, et la plupart
retournaient chez eux guéris, ou au moins
soulagés.

Le docteur Regnault, qui réunissait aux
connaissances médicales l'art difficile de bien
observer, visita ces eaux en 1786; il en fit
une analyse assez bonne pour le temps: il
prescrivit quelques règles pour en diriger

l'emploi; il y envoya quelques malades, et
écrivit quelques observations. Les guérisons,
depuis ce moment, devinrent plus fréquentes;
elles étaient même si multipliées et si éton-
nantes en 1804, que M. le Préfet de la Nièvre
desira avoir un rapport sur la nature et les
propriétés de ces eaux. Je fus choisi pour cette
mission. Je les trouvai dignes de figurer avec
avantage dans la classe des remèdes héroïques,
et d'aggrandir les ressources du domaine de
la médecine. Je proposai de faire des fouilles,
dans l'intention de découvrir quelques por-
tions des établissemens formés par les Romains, et d'augmenter le volume d'eau. J'ex-
primai le désir de voir s'élever quelques
constructions, au moins celles indispensables:
ma proposition fut accueillie; mais elle resta
sans effet, parce qu'elle exigeait quelques
avances de fonds.

M. Bacon, docteur en médecine, a exécuté,
en 1813, une partie du projet que j'avais pré-
senté. Il a fait une construction qui, malgré
son insuffisance, a beaucoup augmenté le
nombre des malades; et, en rassemblant dans
un bassin les eaux éparses, il a rendu leur
administration plus facile, plus sûre et plus
avantageuse.

Cet essai, que la mort de M. Bacon fait passer entre les mains d'un propriétaire actif et intelligent, donne les plus grandes espérances; il veut faire des fouilles dont on peut se promettre les plus heureux résultats. Elles doivent enrichir la science numismatique, et nous découvrir des travaux importans exécutés par les Romains (1). Habitué depuis long-temps à former et à diriger des établissemens d'eaux minérales, le propriétaire va construire des bâtimens vastes et commodes; ils renfermeront des bains particuliers, des douches ascendantes et descendantes, des bains de vapeurs. Les diverses classes de la société pourront s'y procurer des appartemens séparés : tous seront meublés avec goût; quelques-uns le seront avec élégance. Le pauvre ne sera pas non plus oublié; un hospice lui sera ouvert; il y trouvera des alimens sains, une propreté recherchée, des soins affectueux, et tous les secours que demandera sa position. Aussitôt que ces diverses construc-

---

(1) La tradition du pays place un escalier superbe, de marbre blanc, dans un grand bassin qui devait être alors le bassin principal. On voit çà et là des conduits de terre cuite, très-bien conservés.

tions seront achevées, l'eau thermale et mi-nérale de Saint-Honoré prendra une place distinguée parmi les sources les plus fréquen-tées. Comme elles, cette eau a déjà exercé le génie d'un chimiste célèbre. M. Vauquelin, connu par ses lumières, par son amour pour le vrai, autant que par une grande habi-tude dans les opérations les plus délicates, en a donné, en 1813, une analyse dont j'in-diquerai rapidement le résumé.

L'eau minérale de Saint-Honoré contient, *par litre*, d'après les opérations dont elle a été le sujet;

SAVOIR :

1.° Sous carbonate de po-tasse, sec	62 millig.	$\frac{1}{2}$	cristallisé	156 $\frac{1}{2}$
2.° Carbonate de chaux, *idem*.	41	$\frac{1}{2}$	*idem*.	41 $\frac{1}{2}$
3.° Carbonate de magné-sie, *idem*	33	$\frac{1}{2}$	*idem*.	33 $\frac{1}{2}$
4.° Fer carbonaté, *id.* .	31	$\frac{1}{2}$	*idem*.	31 $\frac{1}{2}$
5.° Sulfate de soude, *id.* .	13	$\frac{1}{2}$	*idem*.	31 $\frac{1}{2}$
6.° Muriate de soude, *id.*	254	$\frac{1}{2}$	*idem*.	254 $\frac{1}{2}$
7.° Silice.	57	$\frac{1}{2}$	*idem*.	57 $\frac{1}{2}$

494 millig. $\frac{1}{2}$ cristallisé 606 $\frac{1}{2}$

PERTE. 20

514

La présence d'une quantité aussi considérable de silice est rendue soluble par sa combinaison avec les alcalis, et sans doute c'est
la potasse et la soude qui la tiennent ici en
dissolution.

C'est probablement aussi à la faveur d'un
alcali que *la substance organique*, existante
dans l'eau minérale de Saint-Honoré, y est
dissoute. De cette combinaison résulte une
espèce de matière savoneuse, qui doit *pro-
duire d'heureux effets dans les maladies de
la peau.*

» Ces eaux, en détergeant, en amollissant
» et ouvrant les pores de la peau, doivent
» favoriser la transpiration, et détruire les
» humeurs viciées qui peuvent séjourner
» dans cet organe.

» Cette combinaison savoneuse entre l'al-
» cali, la silice et la matière organique dans ces
» eaux; leur température presque égale à
» celle du corps humain, doivent les rendre
» d'un excellent effet, en douches et en bains,
» pour les rhumatismes, les engorgemens
» lymphatiques et laiteux qui surviennent
» aux différentes parties du corps, et surtout
» aux articulations.

» La présence des muriate et sulfate de

» soude doit leur communiquer des vertus
» diurétiques et fondantes , et celle d'une
» petite quantité de fer, une légère pro-
» priété tonique. »

Si cette analyse avait été faite sur les lieux,
nous connaîtrions probablement, autant qu'il
est au pouvoir de nos instrumens de les indiquer, quelques autres principes contenus dans
cette eau. Par exemple, nous savons, à n'en
pas douter, qu'elle renferme du soufre. Le
docteur Regnault en a trouvé; l'odeur et la
saveur de cette eau sont des témoins irrécu-
sables de sa présence : cependant M. Vauquelin, dont personne, je pense, ne s'avisera de
contester le mérite, n'en a pas découvert un
atôme. En attribuant cette différence au trans-
port, comment se fait-il que les vases dans
lesquels cette eau a été envoyée, ne conte-
naient aucun dépôt ?

Sans chercher l'explication de ce phéno-
mène , je ne peux m'empêcher de le no-
ter, parce qu'il peut prêter à beaucoup de
réflexions, et qu'il sert à confirmer l'opinion
des meilleurs médecins, qui veulent avec rai-
son que les eaux minérales et thermales soient
inimitables.

A entendre les chimistes, la synthèse d'une

eau minérale est facile, quand l'analyse est bien faite. Mais d'abord, existe-t-il une analyse parfaite d'eau minérale ou thermale? Je ne le pense pas. Ensuite, quand il serait vrai que les matières qui s'y trouvent, n'y sont que suspendues, ce qui n'est pas; par quel moyen introduire dans l'eau seulement une matière organique, semblable à celle qui existe dans l'eau de Saint-Honoré?

On sait que l'eau thermale naturelle conserve sa chaleur plus long-temps que l'eau artificielle élevée au même degré; qu'elle n'abandonne pas avec autant de facilité les gaz dont elle est saturée; que la première, bue à une très-haute température, ne brûle ni les organes de la déglutition, ni ceux de la digestion; que, malgré sa chaleur, elle n'entre pas en ébullition plus vite que l'eau commune; etc., etc., etc.

Cette différence, dans les effets produits par des eaux qu'on présente comme semblables en tout, dépend sans doute de la diversité des moyens mis en usage pour arriver au même but. Malheureux que nous sommes! Continuellement pressés par la rapidité du temps, nous ne pouvons jamais donner à nos opérations qu'un instant, qui sans cesse nous échappe. La nature au contraire, libre dans ses mouvemens, ne compte pas les siècles; elle a, pour la perfection de ses travaux, le temps à son entière disposition.

Quoique les eaux artificielles ne puissent, sous aucun rapport, remplacer les eaux naturelles minérales, je suis bien loin de les rejeter de la pratique médicale; c'est une heureuse conquête faite par la chimie au profit de la thérapeutique. Elles méritent d'être comptées au nombre des découvertes utiles dont le dix-huitième siècle a enrichi la médecine: mais, pour obtenir des eaux factices tous les avantages qu'on peut en attendre, négligeons les hypothèses brillantes sur lesquelles des médecins justement célèbres ont voulu établir leurs vertus; ne consultons que leurs observations, et n'écoutons que la voix sûre, mais tardive, de la froide expérience. Les anciens, dont on ne peut trop admirer la sagesse, quand il est question d'objets relatifs aux sciences de fait, ont suivi scrupuleusement cette marche pour constater les propriétés des eaux minérales naturelles. Fidèle à ce principe que je crois seul capable de diriger dans les sentiers difficiles de la mé-

decine-pratique, je consignerai dans cet écrit
quelques-unes des cures obtenues par l'emploi de l'eau de Saint-Honoré. Ces observations, dont j'emprunterai la majeure partie
aux médecins Regnault de Lormes, Vialai de
Château-Chinon, et Lorry d'Aunai, serviront, mieux que des dissertations savantes, à
faire connaître les effets de cette eau thermale minérale, et à spécifier les cas où elle
convient.

Cardialgie. Madame Bellin, âgée de 47 ans, d'un tempérament bilioso-nerveux, fut réglée fort
tard. Vouée, dès sa première jeunesse, au
soulagement des pauvres de l'hospice de
Nevers, elle négligea sa santé, pour ne
s'occuper que des devoirs pénibles de l'état
qu'elle avait embrassé. Chaque menstruation
fut toujours orageuse; elles étaient ordinairement précédées de douleurs d'estomac assez
vives pour décider des vomissemens qui devinrent plus fréquens encore à la cessation
des règles. On craignit alors une lésion organique du pylore. Dans l'intention de com-
battre cette cruelle maladie, on prescrivit un
régime et des remèdes qui furent sans succès.
L'affection était arrivée au point de faire dé-

sespérer de la guérison, lorsque la malade vint à Saint-Honoré ; elle y but, pendant trois semaines, depuis douze onces jusqu'à quatre livres d'eau minérale par jour ; elle y prit vingt bains, et obtint, par ce traitement aussi agréable que facile, une santé qu'elle n'osait plus espérer.

Cette maladie, qui conduit lentement au tombeau une foule de malheureux épuisés par la douleur, trouverait bien souvent un secours assuré dans les bains, les douches et la boisson des eaux de Saint-Honoré. Il suffit de savoir qu'elle dépend, pour l'ordinaire, d'un vice de la sensibilité de l'estomac, d'un état rhumatismal, ou de la rétropulsion d'une affection cutanée.

M. Morelle, brigadier de gendarmerie dans le département de la Nièvre, âgé de 58 ans, d'un tempérament lymphatique, avait ressenti, à diverses reprises, des douleurs de poitrine ; il avait eu plusieurs rhumes dont la terminaison laissait toujours une altération dans la voix et la respiration. Depuis long-temps il souffrait des rhumatismes vagues, lorsqu'après une course de huit lieues, par un temps très-humide, il éprouva une

Phtisie pulmonaire rhumatismale

toux violente, des douleurs vives dans le thorax , et enfin une expectoration muqueuse, plus abondante le matin. Cette maladie résista à divers remèdes , et déjà la maigreur , la fièvre, les sueurs nocturnes, faisaient juger cet état incurable, lorsque le malade se fit transporter à Saint-Honoré. Il y resta trente-deux jours, prit vingt-sept bains, but depuis douze onces jusqu'à trois livres d'eau minérale par jour, et s'en retourna guéri d'une maladie qui fait le désespoir des médecins, et enlève le sixième de la population.

Paralysie des extrémités inférieures. Mademoiselle Augé de Château-Chinon , âgée de 60 ans, réglée à 17 ans, d'une constitution sanguine , avait toujours joui de la meilleure santé, lorsque, vers sa quarante-cinquième année , elle fut attaquée de douleurs rhumatismales aux articulations des cuisses et des jambes. Des saignées répétées, et des purgatifs sans nombre, furent les moyens qu'on opposa à cette maladie; elle se dissipa au bout de deux mois, mais en laissant les parties dans un état de grande faiblesse. Cette affection reparut plusieurs fois; on lui opposa toujours le même traitement, sans avoir égard à l'âge et à la débilité. Enfin on détermina une paralysie des extrémités inférieures : elle résista à tous les remèdes, et ne céda qu'aux eaux de Saint-Honoré prises en boisson, en bains et en douches. Au bout de cinquante jours, la malade avait recouvré l'usage de ses membres.

M. de T***, ancien mousquetaire, âgé de 67 ans, d'un tempérament sanguin, avait contracté l'habitude de l'exercice et du plaisir, lorsque des circonstances le forcèrent à vivre dans la retraite et l'isolement. Les fonctions de la digestion et de la transpiration ne tardèrent pas à éprouver l'influence de ce nouveau régime. Des démangeaisons très-vives se firent bientôt sentir aux deux mollets, où parurent en peu de temps deux larges dartres squammeuses humides. Des remèdes de toute espèce furent administrés, pendant plusieurs années, contre cette maladie rebelle : le résultat fut varié, mais jamais tout-à-fait satisfaisant. M. de T*** ressentait des douleurs atroces et des démangeaisons insupportables, lorsqu'il se rendit à Saint-Honoré ; il y prit les eaux sous toutes les formes, pendant deux saisons consécutives, et sa guérison fut complette.

Dartr squamm humid

Madame la comtesse Dex, âgée de 58 ans, d'une constitution nerveuse, réglée à 16 ans, fut de temps en temps prise de mouvemens convulsifs avec oppression, jusqu'au moment de la cessation menstruelle, arrivée à 46 ans. A cet âge, elle fut attaquée d'un asthme, dont les accès très-fréquens et très-longs faisaient craindre pour ses jours. Les remèdes les mieux indiqués, les eaux de Barèges, du Mont-d'Or, furent administrées, mais inutilement ; ils ne procuraient qu'un soulagement passager. Madame Dex, rebutée, ne songeait plus qu'à souffrir, lorsqu'on lui parla de Saint-Honoré : elle s'y rendit presque dépourvue d'espérance. Elle se baigna, et but d'abord de l'eau minérale coupée avec une infusion de mélisse. Cet essai la soulagea et lui inspira de la confiance. Elle y resta un mois et demi. Pendant ce temps, elle prit trente-deux bains, dont plusieurs de deux heures. Elle but, chaque jour, depuis une jusqu'à sept livres d'eau minérale. Ces deux moyens réunis furent suffisans pour la guérir radicalement d'une maladie qui la faisait cruellement souffrir, et menaçait à chaque instant sa frêle existence.

L'athsme, qui passe pour incurable, a toujours reçu quelques modifications avantageuses de l'usage des eaux de Saint-Honoré. Les athsmatiques ont généralement été soulagés, quand ils n'ont pas été guéris.

Monsieur * * *, âgé de 63 ans, d'un tempérament sanguin-bilieux, adonné aux plaisirs de la table, et exposé par état à l'intempérie des saisons, eut, jusqu'à 5o ans, plusieurs écoulemens hémorroïdaires. A cet âge, il fut attaqué d'un rhumatisme goutteux, dont les retours étaient rapprochés. Le malade n'opposa aucun remède à cette maladie, qu'il n'y fût contraint par la violence de la douleur: cependant il disparut au bout de huit ans, et il fut remplacé par des douleurs vives dans la région du bas-ventre, des envies fréquentes d'uriner, accompagnées d'une grande difficulté. Les urines sortaient ordinairement en petite quantité : presque toujours elles étaient bourbeuses et chargées de mucosités. Cette maladie grave durait depuis plusieurs années ; elle avait résisté à une foule de moyens, lorsque monsieur * * * vint à Saint-Honoré. Il se mit de suite à l'usage des bains et des douches ; il sentit du soulagement : il

Catarr
de la Ves

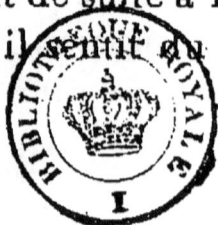

le soutint par une large boisson de la même eau. L'écoulement des urines se rétablit; les douleurs disparurent, et la cure fut achevée en vingt-sept jours.

Le catarre de la vessie tient bien plus souvent qu'on ne pense à un état rhumatismal ; aussi les meilleurs remèdes contre cette funeste maladie, sont-ils l'usage interne et externe des eaux thermales et minérales.

Entorse.   M. Boizelet, âgé de 38 ans, fit une chute en sautant un fossé. Une douleur très - vive se fit aussitôt sentir dans l'articulation du pied avec la jambe droite. Il voulut continuer sa route; un gonflement considérable avec échimose et les accidens ordinaires d'une entorse grave, en furent la suite. Tous les moyens, le repos même, indispensable en pareil cas, furent négligés. On eut recours à des manœuvres inconsidérées, qui fatiguèrent l'articulation, et rendirent la marche impossible. Cet état durait depuis huit mois, lorsque le malade arriva à Saint-Honoré. Les bains, les douches surtout, employés pendant vingt cinq jours, rendirent à cette extrémité la force et la mobilité que M. Boizelet craignait d'avoir perdues sans ressource.

M C ***, âgé de 39 ans, d'un tempérament mélancolique, avait contracté la gale à
28 ans. Comme il était alors en activité de
service, il négligea cette maladie; et, après
une année, il se contenta de la traiter par
des moyens externes. Vingt fois il se crut
guéri, lorsque, sans s'être exposé de nouveau
à la contagion, son corps se couvrit de bou-
tons qui excitaient un prurit insupportable.
Cette circonstance, quoique fatigante, était
cependant avantageuse ; elle rendait la respiration et les autres fonctions moins pénibles.
Après avoir inutilement essayé les exutoires,
les bains, le soufre, l'*eau de Mettemberg*, les
préparations mercurielles, le malade vint à
Saint-Honoré. Il fut purgé, prit des sucs
d'herbes, usa des eaux en abondance,
tant en boisson qu'en bains; il se soumit aussi
quelquefois à la douche. Le résultat fut une
guérison parfaite, qui ne s'est pas démentie
depuis plusieurs années.

Madame L ***, âgée de 25 ans, d'une cons- Dépôt laiteux.
titution bilieuse, eut ses règles à 15 ans; elle
éprouva, dans cette fonction, des anomalies
très-fréquentes : cependant, mariée à 21 ans,

elle devint mère à 23. La maigreur, jointe à une irritabilité extrême, peut-être aussi la volonté des parens, empêchèrent l'accouchée de nourrir. On prescrivit diverses précautions qui furent négligées. Au bout de quinze jours elle ressentit des douleurs sourdes dans la région lombaire, et dans l'articulation de la cuisse droite ; un gonflement considérable se fit bientôt apercevoir ; les douleurs augmentèrent, la peau devint sèche, le pouls fébrile, les excrétions difficiles. Cette maladie , qu'on attribua à un épanchement de lait, fut traité par des purgatifs. Ce traitement fut infructueux ; et, malgré la cessation de la fièvre, le mal s'était accru au point de s'opposer au plus léger mouvement de l'extrémité. Madame L*** était dans ce triste état depuis cinq mois, quand elle arriva à Saint-Honoré. Les bains, les douches, les boissons de l'eau minérale, d'abord coupée avec une infusion de saponaire, ensuite pure, décidèrent promptement et soutinrent des sueurs légères. Cette évacuation générale fit cesser, en quarante jours, une affection dont la gravité faisait craindre l'incurabilité.

Éphélides, ou taches de rousseur.

Mademoiselle D***, âgée de 21 ans, d'une

constitution lymphatique, réglée avec beaucoup de peine à 17 ans, avait le visage et le
haut de la poitrine couverts d'éphélides. Cette
incommodité, légère en apparence, mais très-
rébelle, altérait la beauté de cette jeune de-
moiselle, et répandait sur toute sa personne
un air de tristesse, d'abattement et de mélan-
colie. Des tiraillemens d'estomac, et un
écoulement fréquent de flueurs blanches, je-
taient le désordre dans toutes ses fonctions.
Mademoiselle D * * * reçut avec docilité les
avis de plusieurs médecins; elle se soumit à
divers traitemens : ils furent infructueux On
lui conseilla les eaux de Baréges; elle pré-
féra celles de Saint-Honoré, parce qu'elle de-
meurait dans leur voisinage Elle les prit pendant trois saisons, en bains et en boissons; elle
s'en servit en douches et même en lotions : le
succès couronna sa persévérance. Ses fonctions actuellement se font avec liberté, et sa
peau, blanche comme le lis, présente, au lieu
d'éphélides, la fraîcheur de la rose.

Lorsque les taches de rousseur ne sont pas
fort anciennes, qu'elles existent sans aucune
complication, de simples lotions avec l'eau
de Saint-Honoré, répétées plusieurs fois dans
le jour, peuvent suffire pour rendre à la peau

tout son éclat. Elles réussissent aussi dans la maladie nommée *couperose*.

Mademoiselle A***, âgée de 18 ans, d'une constitution bilioso - pituiteuse , avait joui d'une belle santé jusqu'au moment de la nubilité. Cette époque fut marquée de maux d'estomac et de douleurs sourdes dans le bas-ventre, avec un sentiment de tension. L'inappétence, les goûts dépravés , la décoloration de la peau, une fièvre irrégulière avec de légers frissons, vinrent bientôt compliquer ces accidens , auxquels se joignit le gonflement des extrémités inférieures ; le mouvement devint pénible, lent, incertain , et la malade fut bientôt en proie à une tristesse et à un ennui qui accompagnent ordinairement les pâles couleurs (chlorose). C'est dans cet état fâcheux que mademoiselle A*** arriva à Saint-Honoré. Comme elle avait déjà employé beaucoup de remèdes, sans autre effet que celui d'augmenter sa répugnance, il fallut de pressantes sollicitations pour la décider à faire usage des eaux. Elle les but pures, coupées même avec du vin , pendant les repas ; elle prit un bain tous les deux jours. Un régime tonique, quelquefois stimulant, l'exercice en

plein air, des frictions sèches et même aro-
matiques , quelques douches légères servi-
rent à l'action des eaux, et assurèrent leur
bon effet. Au bout de trente-six jours, les
règles parurent , et avec elles revinrent la
fraîcheur et la santé.

Monsieur S ***, du département de la Nièvre , âgé de 42 ans, d'un tempérament bilioso - nerveux, abusa de sa santé dès sa première jeunesse ; il éprouva plusieurs fièvres intermittentes qui troublèrent les fonctions digestives. Plusieurs affections du foie en furent la suite ; elles laissèrent sur cet organe une impression de faiblesse, et dé-terminèrent des embarras des viscères. Teint plombé, taches hépatiques, dartres fugaces, mais nombreuses, sur diverses parties du corps; démangeaisons, défaut d'appétit, di-gestions pénibles , difficiles; vomissement , diarrhée ou constipation, maigreur extrême, telle était la position de M. S * * *, quand il arriva à Saint-Honoré. Comme il s'était préparé par les fondans et les légers to-niques , il put se mettre à l'usage des eaux le lendemain de son arrivée. Il prit un bain qu'il eut soin de renouveller chaque jour; il

Engorgemen du foi

but depuis vingt onces jusqu'à sept livres. d'eau minérale chaque matin, et il reçut une douche tous les deux jours. Ce traitement fut continué pendant un mois ; et sans autre secours que l'exercice et le régime, le malade retrouva une santé et des forces qu'il croyait perdues pour toujours.

Les calculs biliaires, plus fréquens qu'on ne pense, et contre lesquels on a vanté une foule de moyens qui réussissent rarement, trouvent un remède puissant dans l'usage des eaux de Saint-Honoré. Quelques exemples m'ont confirmé dans cette opinion.

Toux spasmodique et catarrale. Madame Lorry, du département de la Nièvre, d'une constitution lymphatique et nerveuse, avait, dans sa jeunesse des accès fréquens de toux, que terminait une expectoration muqueuse abondante. Les temps froids et humides ramenaient pour l'ordinaire tous les accidens : ils étaient parfois si intenses, qu'ils faisaient craindre la suffocation ou une hémophtisie. Cette maladie, qui semblait dégénérer en phtisie, était augmentée par l'inquiétude. Tous les remèdes furent sans succès: ils procuraient tout au plus un soulagement momentané. On croyait ma-

dame Lorry hors des ressources de la médecine, lorsqu'on lui conseilla les eaux de Saint-
Honoré. Elle les prit en boisson, en bains et
en douches. L'effet en fut si heureux et si
prompt, que sa santé fut entièrement rétablie
en deux mois.

Monsieur M * * *, âgé de 44 ans, d'un tem- Mélanco
pérament sanguin et nerveux, éprouva tout-
à-coup des accidens qui changèrent sa position habituelle. Malgré une certaine rési-
gnation, il ressentit , peu de temps après,
des douleurs avec pesanteur dans la région
de l'estomac. Il fut tourmenté par des vents;
son appétit diminua; ses digestions devinrent
mauvaises; la constipation, à laquelle il était
sujet, augmenta; la peau devint sèche et
chaude; les hémorroïdes, qui avaient coulé
quelquefois, se supprimèrent. Inquiétude extrême, amour de la solitude, méfiance de
lui-même , disposition à se croire menacé
de toutes les maladies, telle était la situation
de monsieur M * * *, lorsqu'il vint à Saint-
Honoré. Deux bains par jour, une boisson
abondante d'eau minérale, furent les seuls
remèdes qu'il employa. Son corps et son

esprit reprirent bientôt leur ancienne vigueur.

Madame Lormeau, de la Charité-sur-Loire,
âgée de 23 ans, d'une constitution pituiteuse, eut plusieurs fois, dans l'enfance, des
engorgemens aux glandes du cou et des ais-
selles. Les règles parurent fort tard, s'éta-
blirent difficilement, et coulèrent avec beaucoup d'irrégularité. Mariée à 20 ans, elle devint mère à 22. Elle ne nourrit pas; les suites
de couche furent heureuses; mais, deux mois
après l'accouchement, le genou gauche se
tuméfia, quoique sans douleur. On accusa le
lait de cet accident; on appliqua sur le genou
divers topiques, qui ne l'empêchèrent pas
d'augmenter; il devint douloureux, et s'ou-
vrit par plusieurs petits trous. Alors on vit
reparaître tous les signes d'un vice scrofu-
leux, qui n'avait été qu'assoupi. L'extrémité
perdit le mouvement, devint comme anki-
losée; la malade tomba dans une faiblesse
extrême. C'est dans cet état qu'elle fut trans-
portée à Saint-Honoré. Des remèdes amers
précédèrent l'usage des eaux; ils furent ensuite administrés avec elles. Boisson, douches,

bains, tout fut employé avec persévérance ; le régime fut tonique, l'exercice proportionné aux forces. Madame Lormeau, avec ces seuls moyens, se rétablit complètement, et sa santé depuis est meilleure qu'elle n'avait été jusqu'alors.

Le nommé Despaux, âgé de cinquante ans, d'un tempérament nerveux, souffrait depuis dix-huit ans une douleur d'estomac qui augmentait après chaque repas, et excitait un vomissement qui était devenu habituel. Tous les remèdes furent inutiles ; et le malade était réduit à un état de marasme, lorsqu'on lui conseilla l'usage des eaux de Saint-Honoré : il les prit en boisson et en bains avec un tel succès, qu'en peu de temps il retrouva la santé et l'embonpoint, qu'il croyait avoir perdus sans ressource.

Vomissem habitu

———

Ces observations, quoique peu nombreuses, serviront sans doute à constater les propriétés de l'eau minérale de Saint-Honoré : il m'eût été facile de les multiplier ; mais j'ai craint d'être long ; qu'il me suffise d'indiquer les maladies dans lesquelles l'expérience a prouvé qu'elle rendait de grands services, si elle ne les guérissait pas complètement.

L'eau de Saint-Honoré réussit contre les fièvres irrégulières déterminées par la rentrée d'une affection de la peau; contre les fièvres intermittentes, quel que soit leur type, quand elles sont dues à un état nerveux ou à l'embarras des viscères du bas-ventre, dans les engorgemens anciens du foie, dans les rhumatismes, la goutte, les catarres du poumon, de la vessie, dans les obstructions, les maladies dites laiteuses, etc. etc.

On l'emploie avec avantage dans les phtisies par cause nerveuse, catarrale, scrofuleuse, rhumatismale, ou bien lorsqu'elles se montrent à la suite d'une éruption cutanée traitée sans précaution.

Ces maladies, pour le dire en passant, seraient bien moins souvent funestes, si ceux qui en sont attaqués avaient promptement recours à ce remède; mais, aveugles pour l'ordinaire sur leur véritable position, ils attendent, pour agir, la fin de la seconde période, et même la troisième; alors toutes les causes disparaissent, les phtisies se confondent dans une lésion des organes de la respiration; la guérison est impossible.

La classe nombreuse des névroses trouve aussi de grandes ressources dans l'usage de l'eau de Saint-Honoré; elle convient dans l'épilepsie, l'hypocondrie, l'hysterie, la chorée (ou danse de St.-Guy), quand ces maladies tiennent à l'exaltation ou à la distribution vicieuse de la sensibilité, quand elles sont occasionnées par la suppression des règles, des hémorroïdes ou d'une éruption cutanée; on la prescrit utilement dans la chlorose ou pâles couleurs, la leucorrhée ou flueurs blanches, dépendantes d'une atonie générale ou locale, ou bien entretenues par elles, dans tous les vices de la menstruation, et même contre la stérilité, quand cet accident résulte d'un défaut d'énergie de la matrice.

Les affections de la peau et du cuir chevelu, dont les variétés sont infinies, le traitement long et difficile, résistent rarement à cette eau thermale. Elle réussit contre les dartres, la teigne, sous quelque forme qu'elles se présentent. Elle guérit la gale récente et ancienne. C'est dans cette maladie surtout que les troupes wurtembergeoises ont éprouvé ses effets salutaires, pendant la dernière invasion. Elle triomphe des cicatrices adhérentes, des suites de plaies d'armes à feu,

3.

de fractures, de luxation, d'entorses, de violentes contusions. On s'en sert avec beaucoup d'avantage contre les ankiloses imparfaites, les tumeurs indolentes, les gonflemens, les roideurs des articulations, qu'elles soient dues aux rhumatismes, à la goutte, ou à d'autres causes.

Cette eau thermale se prend en boisson, seule ou coupée avec diverses infusions. La dose varie depuis six onces jusqu'à huit livres par jour. On l'administre en bains, en douches, en vapeurs, en lotions. Ce dernier mode peut convenir jusques dans les pays les plus éloignés de la source; il rend la peau souple, douce et moëlleuse.

Le régime exige la plus grande attention pendant l'usage de l'eau thermale et minérale de Saint-Honoré ; mais il est difficile d'établir des règles fixes sur cette partie intéressante du traitement : il variera suivant la constitution des malades et la nature de leurs maux. On aura cependant soin d'accorder quelque chose à l'habitude et à l'âge. Une nourriture saine, tirée des règnes animal et végétal ; un air libre et pur, un exercice proportionné aux forces, des passions gaies, des distractions, de la sobriété en toutes choses, doivent seconder les effets de cette eau. Si on se rappelle qu'elle est tonique, fondante, résolutive, et que les maladies dans lesquelles elle est indiquée, dépendent de la faiblesse ou de l'irritation, on saura que le régime doit, en général, avoir la propriété tonique, sans être stimulant.

Les boues, qui héritent toujours des vertus des eaux qui les déposent, sont un remède puissant. Comme elles n'ont pas encore été employées, je ne puis rien en dire de positif. Tout semble prouver qu'elles sont toniques, fondantes, répercussives même. Elles sont très-abondantes à la fontaine; et, quand l'établissement aura atteint sa perfection et permettra d'en faire usage, on ne peut douter qu'elles ne rendent alors de très-grands services.

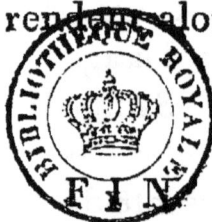

FIN